150 Preguntas sobre tu parto

ÁLVARO LÓPEZ SOTO

MIRIAM RUBIO CIUDAD

RAQUEL VÁZQUEZ CAMPÁ

ISBN: 1530048176
ISBN-13: 978-1530048175

DEDICADO

A todas esas mujeres que cruzan la puerta de nuestro hospital, nerviosas a la vez que felices. El gran día ha llegado. Hagámoslo un pelín más fácil con este libro.

CONTENIDO

CUESTIONES SOBRE EL PARTO

SOBRE EL PARTO

1. ¿Es cierto que el parto antes era muy peligroso?

Solemos ver en películas o libros historias sobre mujeres muriendo en el parto o niños que tenían problemas en el mismo. Y es cierto. Si buscamos estadísticas antiguas, vemos que hasta hace poco más de 100 años la mortalidad materna podía ser de hasta 1 mujer por cada 100 partos. Y si seguimos retrociendo en la Historia, las estadísticas empeoran.

Siempre se ha considerado el parto como un momento peligroso que podía costar la vida de la mujer, el bebé o de ambos.

2. ¿Hoy en día es seguro?

Desde el siglo XIX, la mortabilidad materna y fetal ha ido disminuyendo en los países desarrollados hasta llegar a los niveles más bajos de la historia. Esto ha sido gracias a la introducción de multitud de medidas, como la asepsia, creación de las maternidades, antibióticos, etc. Hoy en día la tasa de mortalidad neonatal en España de es 3/1000 recién nacidos y la tasa de mortalidad materna de 5/100.000 recién nacidos. Podemos decir que en la actualidad el parto es un proceso razonablemente seguro y sin lugar a dudas mucho más seguro que antes.

3. ¿Por qué es tan complicado un parto?

Cuando vemos a otros mamíferos como los gatos o los perros parir varios cachorros con relativa facilidad, nos solemos preguntar por qué en la especie humana es tan difícil. La respuesta es la bidepestación. Al empezar a caminar erguidos, las caderas de la mujer se han estrechado para mantener mejor el equilibrio. Por otra parte, la cabeza se ha ido agrandando con la mejorar de la capacidad cerebral. El resultado es que las dimensiones del objeto de parto (el bebé) y el canal de parto (la pelvis) son mucho más estrechas y justas que en otros mamíferos, lo que aumenta el número de complicaciones.

BAJO Y ALTO RIESGO

4. ¿Qué es un parto de bajo riesgo?

Un parto de bajo riesgo es aquel que, en principio, no tiene ninguna patología o enfermedad que suponga un riesgo adicional. Son la gran mayoría de las mujeres. Ello no significa que no se puedan complicar igualmente, solo indica el riesgo inicial.

5. ¿Qué es un parto de alto riesgo?

En este caso existe algún elemento materno o fetal que aumenta los riesgos. Por ejemplo, las mujeres con cesárea anterior tienen más riesgo de complicaciones y de finalizar el parto por cesárea. O los bebés de bajo peso tienen mayor riesgo de sufrimiento durante el parto y conviene vigilarlos más.

6. ¿Qué cosas complican o favorecen un parto?

Aparte de la mayoría de las patologías del embarazo, hay algunos factores que se sabe que lo van a favorecer o complicar. Son factores que complican un alto peso corporal, una talla baja, una pelvis estrecha o una edad materna avanzada. Son factores que favorecen el parto un peso corporal adecuado, una talla normal, una pelvis ancha o ser una madre más joven.

FECHA DE PARTO

7. ¿Qué es la fecha probable de parto?

Es la fecha que estimamos que nacerá el bebé y que coincide con la semana 40. No obstante, es una fecha aproximada, y sólo el 5% de los bebés nace ese día.

8. ¿Qué significa llegar a término?

Consideramos que un bebé está maduro o a término entre la semana 37 y 42. Son las semanas en que nacen el 90% de los bebés.

9. ¿Qué pasa si no llego a término?

Menos de 37 semanas se considera prematuro. En el caso de que tenga al menos 35 semanas, si se inicia el parto, no se va a detener. Por debajo de las 35 semanas, en cambio, se considera que es demasiado prematuro y se intentará frenar todo lo posible.

10. ¿Y si me paso de término?

Como decimos, hasta la semana 42 se considera a término. A partir de esa fecha, se ha visto que aumentan las complicaciones de los bebés, por lo que si no te has puesto de parto, se te inducirá antes de ese momento.

DÓNDE PARIR

11. ¿Por qué se pare en el hospital?

Una de los grandes avances que hizo descender la mortalidad materna y neonatal fue la creación de maternidades en los hospitales, atendidas por médicos y matronas, y donde se puede reaccionar rápido ante cualquier imprevisto. El hospital suele ser el sitio más seguro en el que se puede parir.

12. ¿Puedo parir en casa?

Existen corrientes que opinan que el parto está demasiado medicalizado y debería volverse a un parto más natural. Uno de esos aspectos es el de parir en casa. Hay países como Holanda donde un porcentaje importante de los niños nace así. Otras corrientes opinan que no es seguro ya que, si hay alguna complicación, debe trasladarse inmediatamente al hospital.

Si te planteas el parto en casa, necesitarás contratar a una matrona privada, el parto debe ser de bajo riesgo y la casa debe estar a poca distancia del hospital, por si surge alguna complicación.

13. ¿Puedo parir en un centro privado?

De igual forma, puedes parir en centros privados, muchos de los cuales tienen servicios similares a los del hospital público y mayores comodidades como la habitación individual.

Puedes contactar con tu seguro o médico privado para conocer los precios y tarifas de esta opción.

14. ¿Puedo pedir una cesárea programada?

Cada hospital público se rige por unos protocolos, y la mayoría de ellos no incluyen una cesárea a demanda, al no estar médicamente justificada. No obstante, existen muchos ginecólogos privados que podrán realizarla en centros privados. Contacta con ellos y plantéales el caso.

PLAN DE PARTO

15. ¿Qué es un plan de parto?

Un plan de parto es una serie de preferencias e indicaciones que solicitas que se realicen durante tu parto. Existen ya documentos en internet o en los centros sanitarios que incluyen diversas opciones

16. ¿Puedo hacer yo mi plan de parto?

Sí, puedes hacerlo. Basta con hablar con tu matrona y rellenar de forma conjunta un plan de parto, marcando las opciones. Las maternidades suelen tener una vía de recepción de dichos planes y se cuenta con ellos en el parto.

17. ¿Puedo incluir lo que quiera?

Se puede incluir lo que quieras, pero no significa que se tenga que obedecer. El personal sanitario sigue teniendo como prioridad la seguridad de la mujer y el bebé, y puede obviar ciertas opciones si así lo cree necesario. Por ejemplo, si marcases la opción de pinzamiento tardío de cordón y el bebé tuviese problemas y fuese necesario que se lo llevase el pediatra, haríamos el pinzamiento nada más nacer.

EL PARTO NORMAL

FASES DEL PARTO

18. ¿Cuáles son las fases del parto?

El parto se estructura en 3 fases. La primera y más larga, la fase de dilatación, en la que el cuello se dilata hasta los

10 cm. La segunda, la fase de expulsivo, que acaba cuando sale el bebé. La última, la fase de alumbramiento, cuando tiene que salir la placenta.

19. ¿Cuánto dura un parto en total?

La duración de un parto es muy variable. Una mujer que sea su primer parto puede requerir 20 horas, mientras que una mujer con varios partos anteriores puede llegar incluso a parir en 20 minutos. La mayoría de los tiempos máximos de cada fase están establecidos, durando por lo general la fase de dilatación hasta 12 o 18 horas, la fase de expulsivo hasta 3 o 4 horas, y la fase de alumbramiento hasta 30 minutos.

INICIO DE PARTO

20. ¿Cuándo empieza el parto?

Se considera que una mujer entra en periodo activo de parto cuando tiene una dilatación de 3cm, el cuello se está borrando y tiene de 2 a 3 contracciones cada 10 minutos. Si no se cumplen estos parámetros, se considera que está en periodo de latencia de parto.

21. ¿Cómo sé si ha empezado?

A medida que empieza el parto se suele sentir un mayor número de contracciones, más rítmicas y frecuentes, y más dolorosas. También puede aumentar la sensación de presión o la cantidad de manchado vaginal.

22. ¿Romper la bolsa significa que empieza el parto?

No, no tiene porqué. El inicio de parto es con las condiciones que ya hemos descrito. Sin embargo la rotura de bolsa tiende a acelerar el proceso. El 95% de las mujeres que rompen bolsa paren en los tres días siguientes.

De todas maneras, hay muchos protocolos que recomiendan la inducción de parto una vez se ha roto la bolsa, para evitar el riesgo de infección. Por eso, si has roto la bolsa, debes acudir al hospital.

23. ¿Me pueden mandar a casa a esperar?

Sí, te pueden mandar. Es frecuente que la mujer venga apurada, se le examine y tras ver que no está de parto, se mande de nuevo a casa. En ocasiones la mujer no entiende por qué la mandamos a casa, si a ella le está doliendo. La respuesta es que debemos esperar a que se inicie el parto, y eso es cuestión de tiempo. Ingresarla en el hospital supondría tenerla en una cama esperando, sin hacer nada.

Si te mandan a casa, piensa que el personal que te examina se dedica a valorar mujeres así todo el día. Cuando llegue el momento, te ingresarán.

24. ¿Por qué me suben a la planta?

En ocasiones se ingresa a la mujer pero no pasa a paritorio, en su lugar se queda a la espera en planta. Esto es debido a que el parto aún no se ha iniciado, pero la valoración es que lo iniciará en pocas horas. En ese caso se deja en la planta, preparada para cuando llegue el momento.

Hay casos en los que la valoración es demasiado optimista y la mujer se queda en planta todo el día sin empezar el parto. En estos casos se valora nuevamente a la mujer y si se viera que no va a ponerse de parto, se puede incluso mandar a casa.

DILATACIÓN

25. ¿Qué es eso de dilatar?

Lo que separa la vagina del útero es el cuello uterino, un cilindro que durante el embarazo se mantiene cerrado. Cuando llega el momento del parto, empieza a sufrir algunas modificaciones: se hace más blando, se endereza, se acorta y también se dilata. Son las contracciones las que tiran del cuello para que poco a poco vaya ampliándose y así dejar paso al bebé.

26. ¿Cuánto tengo que dilatar?

Clásicamente la dilatación es hasta 10 cm. El objetivo es que pueda pasar la cabeza, que es el diámetro más grande de todos.

27. ¿Cómo se sabe si he dilatado?

La manera de saber qué dilatación lleva una mujer es el tacto del cuello. La matrona o el ginecólogo introduce dos dedos en tu vagina y, mediante la palpación, es capaz de valorar el grado de dureza, longitud y dilatación. Por ejemplo, al principio está "a punta de dedo", lo que significa que no puede pasar ningún dedo. A medida que se dilata, pasa a ser permeable a un dedo, permeable a dos dedos justos, permeable a dos dedos amplios, etc.

Sabiendo el tamaño de los dedos de cada uno y teniendo experiencia, se puede saber los centímetros que llevas de dilatación.

28. ¿Cuánto tardo en dilatar?

La fase de dilatación es la más larga de todas. Depende de la mujer, pero se acepta que una multípara tarde hasta 12 horas en dilatar y una nulípara hasta 18 horas.

No todos los centímetros se dilatan a igual velocidad. La curva de velocidad de dilatación es sinusoidal. Esto significa que los primeros centímetros son los que más se tarda, después se acelera mucho y ya los últimos vuelven a ser más lentos. De todas maneras cada mujer puede tener una velocidad de dilatación diferente.

29. ¿Qué pasa si no dilato del todo?

En ocasiones una mujer no consigue dilatar del todo y se estanca con menos de 10 centímetros. Hay distintas causas, como son que la cabeza no esté apoyando bien, el antecedente de una cesárea, que haya pocas contracciones, etc. Lo que se hace es intentar conseguir que la mujer termine la dilatación con distintos fármacos y medios, como son la Oxitocina, la rotura de bolsa, etc.

Si finalmente la mujer no consiguiese dilatar los 10cm, el bebé no tendría forma de salir vía vaginal y sería necesario realizar una cesárea.

30. Y cuando dilate, ¿qué pasa?

Cuando se alcanzan los 10 cm, el bebé tiene vía libre para salir. Es en ese momento cuando empieza a meterse en la pelvis y comienza la segunda fase del parto, el expulsivo.

MONITOR

31. ¿Qué es un monitor?

El monitor o cardiotocografía es un aparato que nos permite estar escuchando continuamente el corazón del bebé. También nos permite notar la dureza de la barriga de la madre y así medir las contracciones uterinas. Estas dos variables, el ritmo cardiaco fetal y la contracción uterina, las va dibujando en una tira de papel que avanza en el tiempo.

Se ha estudiado desde hace décadas qué ritmos indican que el bebé está bien y cuáles nos hacen sospechar que el bebé está quejándose. Es nuestra principal forma de controlar su salud y bienestar.

32. ¿Dónde se coloca el monitor?

Lo normal es que se coloquen los dos sensores (corazón fetal y contracciones uterinas) en la barriga de la madre, sujetos con dos correas. En ocasiones es difícil medirlos ahí por distintas cuestiones y puede ser preciso poner los sensores en el útero y el bebé, mediante unos cables que van a la vagina.

33. ¿Es mejor que la ecografía?

El monitor y la ecografía se usan para diferentes cosas. Durante el parto, el monitor es una herramienta más útil, mientras que la ecografía sólo se usa para valorar algunos aspectos como líquido o posición fetal. Por eso no debe preocuparte si no se usa el ecógrafo.

34. ¿Tengo que llevarlo siempre?

Desde que se inventó el monitor, se usa en todos los partos de manera continua. Esto supone un engorro para la mujer, que está conectada a la máquina durante horas. Se puede quitar a lo largo del parto durante breves momentos, para ir al baño o a la ducha, por ejemplo.

Existe otro protocolo de monitorización que es intermitente. En estos casos, a lo largo del parto se coloca el monitor haciendo ventanas de forma breve y periódica, por ejemplo 5 minutos cada hora. El inconveniente que tiene esta técnica es que requiere una matrona dedicada en exclusiva para esta tarea, mientras que en el sistema continuo permite que una única matrona monitorice desde una pantalla varios monitores a la vez.

Hoy en día también se están fabricando sensores inalámbricos, de forma que la mujer no tenga que estar siempre cerca de la máquina.

35. ¿Qué pasa cuando el monitor no está bien?

Como hemos dicho, se han estudiado las distintas variables del ritmo cardiaco fetal (línea de base, variabilidad, aceleraciones, etc) y se conocen los distintos patrones de bienestar fetal. En ocasiones estos patrones no son satisfactorios y podemos sospechar que existe un sufrimiento fetal. Lo que se hace es finalizar el parto mediante cesárea o si es posible instrumentado, o bien se realiza una prueba mucho más precisa que es el pH.

PH

36. ¿Qué es la prueba del pH?

El pH de calota fetal es una prueba más precisa para saber el estado del bebé. Consiste en obtener una gota de sangre de la cabeza del bebé y analizar sus niveles de pH. Cuando el bebé no recibe suficiente oxígeno, su sangre se va volviendo más ácida y ello se refleja en la analítica.

37. ¿Cómo se realiza?

Para realizarlo debemos obtener una gota de sangre de la cabeza del bebé. Introducimos dentro de la vagina un cilindro hueco de metal o plástico llamado amnioscopio, con el que conseguimos ver su cabeza. Acto seguido, se le aplica un anestésico y con, una aguja fina, damos un pinchazo en la piel. Con ayuda de una cánula, capturamos esa gota de sangre y así la podemos analizar.

38. ¿Le duele al bebé?

No, al bebé no le duele, porque se le pone anestésico antes de realizar el pinchazo. Los riesgos de esta intervención son mínimos.

39. ¿Qué resultados puede dar?

Los niveles exactos de acidificación de la sangre cambian según los protocolos, pero todos coinciden en señalar tres tipos de resultados. El primero, el pH es normal y podemos seguir con el parto. No obstante, hay que seguir vigilando el monitor y si, trascurrida una hora, sigue estando mal, podemos plantearnos repetir la prueba. El segundo, está en el límite y si el monitor sigue igual, deberíamos repetirlo en 15-20 minutos. El tercero, el nivel es demasiado bajo y debemos finalizar el parto, sea por cesárea o por vía vaginal.

CONTRACCIONES

40. ¿Qué son las contracciones?

El útero es un órgano formado por tejido muscular, similar a los músculos de tu brazo o de tu pierna. Por tanto, es capaz de contraerse. Cuando llega el momento del parto, el útero va a intentar expulsar al bebé de su interior mediante las contracciones.

41. ¿Cuáles son las contracciones de parto?

La principal característica de las fibras musculares es que se pueden contraer. Pero esta contracción puede ser más o menos intensa, puede ser simplemente una irritación, puede ser irregular, etc. Las contracciones de parto requieren que se contraigan todas las fibras del útero, en una secuencia determinada y con un ritmo determinado.

Las contracciones que realmente van a desencadenar el parto son aquellas que sean intensas, que duren cada una al menos 30 segundos y que sean rítmicas, sucediéndose cada 5-10 minutos.

42. ¿Realmente son dolorosas?

Sí, lo son. Se ha investigado mucho sobre los mecanismos de dolor de las contracciones y hay varias teorías, aunque eso no cambia el hecho de que duelan. No obstante, cada mujer tiene un umbral diferente de dolor, y cada parto puede ser distinto. Por tanto, ante una misma intensidad y frecuencia de contracciones, una mujer puede estar sufriendo mucho mientras que otra apenas sienta molestias.

43. ¿Le duelen al bebé?

No, al bebé no le duelen las contracciones. Sin embargo, sí que pueden provocar que el cordón umbilical se comprima y durante esos segundos deje de pasarle sangre. El bebé suele estar preparado para esta situación y cuenta con reservas y mecanismos, aunque a veces son insuficientes. Estos mecanismos compensatorios se pueden ver en el monitor, lo que nos haría sospechar que el bebé está sufriendo y que pudiera ser necesario finalizar el parto pronto.

44. ¿Tengo que empujar con las contracciones?

Durante la primera fase del parto, la función de las contracciones es dilatar el cuello. No es necesario empujar entonces, ya que el bebé todavía no puede atravesar el canal del parto.

Cuando la dilatación se ha completado y el canal del parto está libre, la matrona se lo indicará a la mujer y podrá empujar con cada contracción para propulsar a su bebé por el canal.

45. ¿Y si no tengo contracciones?

Uno de los grandes problemas en los partos es que la mujer no tenga suficientes contracciones. Esto puede hacer que no se alcance la dilatación suficiente, o bien que el bebé no descienda por el canal del parto. Debe monitorizarse el número e intensidad de contracciones, y en caso necesario, se puede administrar Oxitocina.

OXITOCINA

46. ¿Qué es la Oxitocina?

La Oxitocina es una hormona que produce el cuerpo y que, entre sus varias funciones, se encuentra la de provocar contracciones. El útero cuenta con receptores para esta sustancia, por lo que la administración de Oxitocina sintética provocará su estimulación.

47. ¿Es peligrosa la Oxitocina?

Cuando el útero no se contrae lo suficiente, la administración de Oxitocina puede aumentar el número e intensidad de contracciones hasta niveles normales. Pero debe tenerse cuidado, pues un nivel excesivo de Oxitocina podría aumentar demasiado las contracciones, con el riesgo de afectar al bebé o incluso en casos extremos de romper el útero.

Cada mujer tiene un nivel hormonal de Oxitocina distinto, por lo que no podemos saber la cantidad exacta que necesitaríamos para conseguir un buen nivel de contracciones. En su lugar, existen distintos protocolos en los que se empieza con una cantidad mínima de Oxitocina y se espera a ver los cambios. Si no se consigue regular, se aumenta la dosis y se vuelve a esperar. Repetimos la operación hasta que consigamos unos niveles adecuados.

48. ¿Duelen más las contracciones con ella?

La Oxitocina que produce el propio cuerpo y la sintética son exactamente iguales. Lo que ocurre es que, si administramos Oxitocina, es porque queremos que haya mayor número de contracciones, y por tanto, será más doloroso.

ROTURA DE BOLSA

49. ¿Qué pasa si rompo la bolsa?

El líquido amniótico es el medio en el que se ha desarrollado el bebé a lo largo de todo el embarazo y tiene diversas funciones. Sin embargo, cuando llega el momento del parto, ésta ha de romperse en algún momento.

Si la bolsa se rompe cuando el bebé es todavía prematuro, entonces se intentará frenar el parto y aplicar antibióticos para prevenir una infección, ya que el bebé estará en contacto con el exterior. Si la bolsa se rompe cuando el bebé está a término, la conducta habitual es la inducción, por la misma razón. Aun llegando al parto con la bolsa íntegra, es probable que en algún momento, por la fuerza de las contracciones o el movimiento del bebé, se acabe rompiendo.

50. ¿Qué pasa si no rompo la bolsa?

En algunos casos infrecuentes no se rompe la bolsa y el bebé nace metido en ella. Es sólo un hecho curioso que no parece tener ninguna repercusión.

51. ¿Por qué me rompen la bolsa?

Romper la bolsa tiene varias ventajas durante el parto. La principal es que lo acelera, por lo que, si el parto va muy lento, se puede realizar. Otra ventaja es cuando el monitor muestra que el bebé puede estar sufriendo. Como hemos dicho, suele deberse a la compresión del cordón. Al romper la bolsa, la pérdida de líquido desplazará al cordón y puede hacer mejorar el bienestar fetal.

52. ¿Qué significa líquido teñido?

En ocasiones, al romper la bolsa se observa que el líquido no es transparente, sino que es teñido. Esto se debe a que el bebé ha realizado su primera defecación, el llamado meconio. Esto implica una mayor precaución y control, sobre todo en el momento del expulsivo, ya que el bebé puede aspirar este líquido meconial cuando nazca y tener problemas respiratorios.

ENEMAS Y SONDAJE

53. ¿Puedo defecar durante el parto?

Es una pregunta muy frecuente, y la respuesta es sí. La fuerza de los pujos y la presión del bebé al pasar por la pelvis es muy similar a la que se produce en la defecación, por lo que es bastante habitual que durante los partos ocurra.

54. ¿Es necesario el enema?

Debido a lo anterior, clásicamente se optaba por poner un enema previo al parto. No obstante, no está indicado de forma rutinaria y depende de la paciente.

55. ¿Puedo orinar durante el parto?

De la misma manera que la presión y la fuerza puede hacer que se defeque, la presión y fuerza en la vejiga puede provocar que se orine. No supone ningún problema en particular.

56. ¿Cuándo hay que sondar?

Debido a la duración del parto, es frecuente que se llene la vejiga. En ocasiones, y debido sobre todo a la epidural, la paciente no percibe esa sensación de urgencia, pese a estar la vejiga llena. Por ello se suele realizar un sondaje intermitente cada cierto tiempo y así vaciarla.

RASURADO

57. ¿Es necesario el rasurado?

El rasurado es otro de los tratamientos que se hacía antes de forma rutinaria. Sin embargo, desde que se opta por una visión del parto más natural y menos medicalizada, no se suele hacer de forma rutinaria.

COMER Y BEBER

58. ¿Se puede comer y beber en el parto?

Durante el parto no se suele recomendar. Esto es debido a que siempre existe la posibilidad de necesitar cirugía u otras intervenciones, lo que dificultaría la anestesia. No se suele permitir comer, mientras que se suele dejar beber cierta cantidad de líquidos claros.

59. ¿Cuándo puedo volver a hacerlo?

Una vez terminado el parto, la primera y segunda hora del postparto suele ser de observación, para vigilar que no ocurran complicaciones. Una vez terminadas, la paciente es trasladada a planta, donde podrá volver a comer y beber lo que quiera.

COMPAÑÍA

60. ¿Quién puede estar conmigo en el parto?

Depende de las políticas de cada hospital, pero de forma general se suele permitir un acompañante a elección de la mujer.

61. ¿Puede estar también en la cesárea?

Es una de las principales demandas de muchos sectores, la presencia del padre durante la cesárea. Los partidarios insisten en los beneficios del primer contacto, mientras que los detractores alegan que la cesárea sigue siendo una cirugía mayor donde puede haber complicaciones.

Existen muchos hospitales donde ya se suele realizar, lo mejor es contactar con la maternidad y preguntarlo.

62. ¿Le pueden echar en algún momento?

También depende de las políticas de cada hospital. En situaciones como la cesárea o la instrumentación del parto, muchas veces se pide al acompañante que salga del paritorio.

EPIDURAL

63. ¿Cuándo puedo ponerme la epidural?

La epidural se suele poner cuando ya se ha iniciado el parto, es decir, que haya una dilatación y progresión suficiente. Esto es debido a que muchas veces la propia epidural enlentece el proceso de parto. No obstante, depende más del anestesista y del ginecólogo, ya que hay casos en los que aún no se ha iniciado la dilatación y la paciente está dolida.

64. ¿Es obligatoria?

No, no es obligatoria. Tampoco es una cuestión de recomendarla o no, es simplemente una opción para la mujer que lo desee.

65. ¿Me quita todo el dolor?

La epidural es un tipo de analgesia, no de anestesia. Esto significa que reducirá prácticamente todo el dolor, pero no todo. Es posible que en las partes finales del parto o en determinados momentos se pueda sentir dolor. Por otra parte, la epidural no siempre es efectiva, pudiendo aliviar más un lado que otro o ninguno, siendo necesaria una nueva punción para solucionarlo.

66. ¿Qué complicaciones puede haber?

La idea de pinchar la espalda es algo que asusta a muchas mujeres. La epidural, como cualquier técnica, puede tener complicaciones, aunque sean infrecuentes. La complicación más característica es la llamada punción de duramadre. Ésta implica un dolor de cabeza importante los días siguientes y la necesidad de reposo.

67. ¿Hay otras alternativas?

Existen diversas alternativas a la analgesia epidural, aunque son mucho menos frecuentes y efectivas. El bloqueo del nervio pudendo, por ejemplo, es un tipo de analgesia local que se realiza al inyectar un anestésico en la región del periné. También la anestesia local en la vagina, previo a una episiotomía o a la sutura de la misma o de desgarros. En última instancia, están alternativas menos validadas como es el óxido nitroso inhalado, el parto en el agua, acupuntura, etc.

HOMEOPATÍA

68. ¿Qué es la homeopatía?

La homeopatía es una de las llamadas pseudomedicinas que defiende el uso de ciertos preparados muy diluidos para el tratamiento de las enfermedades o, en el caso del parto, el dolor de las contracciones.

69. ¿Está demostrada su eficacia?

No, no está demostrada su eficacia.

70. ¿Puedo tomar homeopatía en el parto?

Ya que se esgrime que sus preparados son en verdad inocuos, se trata de una cuestión personal el usarlos o no.

EXPULSIVO

71. ¿Qué es el expulsivo?

El expulsivo es la fase final del parto. En él, el canal del parto está libre y lo que debe ocurrir es que el bebé se introduzca en él poco a poco. El expulsivo finaliza con el nacimiento del bebé.

72. ¿Cuánto dura el expulsivo?

La duración depende de las características de la mujer. En el caso de una mujer con partos anteriores y que no lleve epidural, se estima que puede durar alrededor de una hora. En el caso de una mujer que nunca haya parido y que lleve puesta la epidural, el expulsivo puede durar varias horas.

73. ¿Cómo se mide el progreso del expulsivo?

Tarde más o menos, lo importante es que haya un progreso. Este se mide mediante el tacto vaginal, al tocar la cabeza del bebé y valorar lo metida que está en el canal del parto. Existen varias escalas diferentes, utilizándose en España la escala de los planos de Hodge. Consta de cuatro planos, medidos en relación a los huesos de la pelvis, y el bebé debe ir descendiendo por ellos.

PUJOS

74. ¿Cuándo tengo que empujar?

Como ya hemos dicho, es necesario que la dilatación se haya completado para poder empujar. Por otra parte, los pujos pueden acabar agotando a la madre, por lo que debemos esperar a que el bebé se haya introducido suficiente en el canal del parto para empujar sólo el tiempo preciso y hacerlo lo más efectivo posible. Lo más recomendable es ir siguiendo las indicaciones de la matrona o el ginecólogo.

75. ¿Cómo tengo que empujar?

Existen clases preparto para enseñar a la mujer cómo realizar pujos de forma adecuada. Como consejos generales, se debe empujar sólo durante la contracción. Cuando ésta empiece, se debe coger aire y mantenerlo mientras se hace fuerza en la zona de la pelvis. Son más efectivas los pujos largos frente a los cortos, por lo que hay que mantener el pujo todo el tiempo posible. Cuando no se pueda más, se suelta el aire, se recupera unos segundos y vuelta a empezar.

76. ¿Cómo sé si lo estoy haciendo bien?

Cuando se realiza un pujo adecuado, la cabeza del bebé va a ir descendiendo. En ocasiones, para saber si los pujos son efectivos, el ginecólogo o la matrona realizará un tacto a la vez que se efectúa el pujo. Así podrá saber si se está realizando bien o no.

77. ¿Qué pasa si no estoy empujando bien?

Hay veces en las que la mujer no empuja bien, sea por cansancio, sea porque la epidural le impide percibir el dolor y enfocar el pujo, sea por otras cuestiones. El pujo es una parte importante en la mayoría de los partos, por lo que puede ser necesario suplirlo con otros elementos, como aumentar las contracciones o instrumentar el parto. En última instancia, y aunque son casos muy infrecuentes, es posible que sea necesario recurrir a la cesárea.

POSICIÓN DE PARTO

78. ¿Cuál es la posición de parto?

No existe una posición de parto concreta. La posición de litotomía o ginecológica es la más clásica. La paciente está tumbada boca arriba y con las piernas abiertas y flexionadas, similar a cuando se hace la revisión ginecológica.

Sin embargo, existen muchas posiciones diferentes. Sentada, a cuatro patas, semifowler, etc.

79. ¿Puedo elegir la posición que quiera?

La mujer puede adoptar la postura que prefiera en el momento de la dilatación y el parto. Puede hablar sobre este tema con la matrona que le esté atendiendo. No obstante, para los tactos y sobre todo en caso de que haya que instrumentar el parto, se opta por la posición ginecológica tradicional.

RECIÉN NACIDO

80. ¿Qué se hace con él cuando nace?

La actitud respecto al recién nacido ha ido cambiando con los años. Tradicionalmente se colocaba en una mesa donde era examinado, limpiado y demás procedimientos, y posteriormente se le entregaba a la madre. La tendencia actual es a realizar el piel con piel, en el que el bebé es situado de forma inmediata sobre la madre.

81. ¿Qué beneficios tiene el piel con piel?

Existen diversos beneficios, como son facilitar el primer contacto entre madre e hijo, mejora la regulación del calor, y sobre todo facilita la lactancia.

82. ¿Cuándo lo pesan?

Es una pregunta también bastante habitual. Se suele respetar el piel durante las primeras horas, para ser pesado con posterioridad. Solo en el caso de que por tamaño interese saber el peso, como ocurre con el bajo peso o los macrosomas, se realizará en el mismo paritorio.

83. ¿Cuándo lo bañan?

Actualmente se considera importante la capa de grasa que recubre al bebé o vermix, así como el contacto con la piel de la madre. Por tanto, la tendencia es a retrasar el baño.

84. ¿Cuándo le puedo dar el pecho?

De forma inmediata. Una vez con la madre, el bebé puede intentar empezar a mamar, lo que favorece el estímulo que desencadena la lactancia.

85. ¿Cuándo lo ve el pediatra?

Los pediatras ven a todos los bebés que nacen, aunque suelen hacerlo de forma rutinaria por la mañana, al pasar la planta. En el caso de que haya algún elemento de riesgo, como líquido meconial, bajo peso, parto instrumentado, etc. el pediatra verá al bebé nada más nacer para evaluarlo.

CORDÓN UMBILICAL

86. ¿Cuándo se corta el cordón?

Ha habido varias tendencias con respecto al pinzamiento de cordón Algunos defendían el pinzamiento nada más nacer, para evitar el sangrado. Actualmente la tendencia es al pinzamiento tardío.

87. ¿Qué es el pinzamiento tardío?

Es cuando se deja al bebé con el cordón sin pinzar, a la espera que éste deje de latir y cese el flujo de sangre. Esto puede tardar hasta un minuto y se estima que es un flujo de sangre extra que reduce el riesgo de anemia neonatal.

88. ¿Quién corta el cordón?

La tarea de cortar el cordón, pese a la carga simbólica que puede tener para algunas personas o culturas, es una tarea rutinaria para la matrona o el ginecólogo y así lo hará. En caso de querer ser la madre o el acompañante quien quiera hacerlo, es aconsejable indicarlo a la matrona o incluirlo en el plan de parto. No debería suponer ningún problema, de forma habitual.

ALUMBRAMIENTO

89. ¿Qué es el alumbramiento?

Es la última fase del parto, y la más corta. Tras haber nacido el bebé, la madre debe expulsar la placenta, para que así se contraiga el útero y vuelva a su tamaño original.

90. ¿Qué es la placenta?

La placenta es un órgano que se encarga de conectar a la madre y al bebé durante el embarazo. La sangre que envía la madre al útero es transmitida a la placenta, y de ahí pasa por el cordón umbilical hasta el bebé. Una vez terminada su función, se desprende de la pared del útero y es expulsada.

91. ¿Qué se hace con ella cuando sale?

La placenta se suele revisar de forma rutinaria en busca de alguna anomalía o hallazgo. Una vez hecho esto, dependiendo del centro, se deposita con los demás residuos biológicos o se envía a su estudio al departamento de anatomía patológica.

92. ¿Se puede quedar dentro?

Hay ocasiones en las que la placenta por sí sola no se desprende. En estos casos, puede requerirse la llamada extracción manual de la placenta, en la que se inserta la mano dentro del útero para despegarla y extraerla. En otras ocasiones, la placenta puede salir desgarrada o incompleta. En esos casos, es importante revisar que no quedan restos de membrana o partes de placenta en el interior.

PERSONAL DE HOSPITAL

93. ¿Quién me lleva el parto?

El parto lo suele llevar, salvo situación especial, la matrona. Ella es la que hará el seguimiento, administrará el tratamiento y asistirá el momento del parto. En algunas situaciones es el ginecólogo el que realiza el seguimiento, aunque la matrona suele estar presente.

94. ¿Quién me hace el parto?

La asistencia en el momento del nacimiento del bebé lo suele realizar la matrona. Dependiendo de la situación, lo puede realizar también un ginecólogo o bien un residente de ginecología o de matrona, que son médicos y enfermeras que se están formando para la especialidad de ginecología y matrona, respectivamente.

95. ¿Quién puede entrar en el paritorio?

Durante el parto es frecuente que entre y salga distinto personal, a veces estando presente demasiada gente. La gente que suele estar es personal sanitario del hospital, incluyendo ginecólogos, matronas, enfermeras, auxiliares, celadores, limpiadores o residentes. En el caso de los hospitales universitarios, es posible que estén presentes estudiantes de medicina o enfermería. El hospital debe intentar siempre respetar la intimidad de la paciente dentro de lo posible y evitar las visitas frecuentes y multitudinarias.

96. ¿Cuál es la diferencia entre ginecólogo y matrona?

Un ginecólogo y una matrona son, respectivamente, un médico y una enfermera especialistas en obstetricia y ginecología. Por norma, la matrona se centra en la asistencia de los partos normales, que son aquellos que transcurren con normalidad. El ginecólogo es el responsable en aquellos casos que haya complicaciones en el parto y en solucionarlo, ya sea pautando fármacos, instrumentado el parto, realizando una cesárea, etc.

COMPLICACIONES DEL PARTO

CESÁREA

97. ¿Qué es una cesárea?

La cesárea es una operación en la que se extrae el bebé por vía abdominal. Se realiza una incisión en la piel, se va abriendo la pared hasta llegar al útero, se abre y se extrae el bebé y posteriormente la placenta. Finalmente, se va cerrando por capas el útero, la pared abdominal y la piel.

98. ¿Qué ventajas tiene una cesárea?

La cesárea ha salvado muchas vidas a lo largo de todo el mundo. En aquellos casos en los que el niño no ha podido salir vía vaginal por diferentes motivos o bien estaba sufriendo y era necesaria su inmediata extracción, la cesárea ha permitido hacerlo de forma segura. De igual manera, ha salvado la vida de muchas madres cuyo parto no hubieran superado, como por ejemplo en la placenta previa.

A día de hoy, sigue teniendo el mismo papel como alternativa fiable y segura en los casos que no sea posible el parto.

99. ¿Qué complicaciones tiene una cesárea?

A pesar de tan importantes ventajas, no está exenta de riesgo. En términos estadísticos, una cesárea supone más peligro para la madre y para el bebé que un parto normal. Supone una intervención quirúrgica, hay mayor pérdida de sangre, es más probable que los niños salgan con depresión respiratoria o hipotonía muscular, hay un riesgo importante de daño en la vejiga o en el intestino, y es más probable que se complique y se requiera quitar el útero.

100.   ¿Cuándo se hace una cesárea en el parto?

Hay varias indicaciones posibles para que en una mujer durante su parto se decida ir a cesárea, aunque la mayoría se agrupa en las siguientes categorías: cuando no se logra poner a la mujer de parto (inducción fallida); cuando no se logra que la mujer dilate del todo (no progresión del parto); cuando la cabeza del bebé no pasa por el canal del parto (desproporción pelvifetal); cuando se sospecha que hay sufrimiento fetal (riesgo de pérdida de bienestar fetal)

101.   ¿Cuándo se hace una cesárea programada?

Una cesárea programada o electiva es aquella en la que desde el principio la vía de parto va a ser abdominal. Existen muchas indicaciones distintas, podemos nombrar algunos ejemplos, como la placenta previa, los bebés muy prematuros o pequeños, antecedente de varias cesáreas, bebés de más de 4,5 kgs, etc.

102. ¿Qué es mejor, un parto o una cesárea?

Existe una polémica muy importante en torno a la posición sobre el parto frente a la cesárea. Existen muchas opiniones y tendencias, en las que no vamos a entrar a profundizar. Desde el punto de vista médico, y así lo refrendan todas las sociedades científicas mundiales, el parto es estadísticamente más seguro que la cesárea para la madre y el bebé.

LIGADURA TUBÁRICA

103. ¿Qué es una ligadura de trompas?

La ligadura de trompas es un método anticonceptivo irreversible en el que se ligan o eliminan las trompas uterinas. Es una intervención quirúrgica que se puede hacer mediante laparoscopia o bien durante una cirugía abierta, como es el caso de la cesárea.

104. ¿Me la pueden hacer en la cesárea?

Sí, siempre que se deje por escrito y se haya firmado el consentimiento informado. En el caso de que haya que hacer una cesárea, sea en curso de parto o bien programada, se puede preguntar por esta opción como método anticonceptivo irreversible.

PARTO CON CESÁREA ANTERIOR

105. ¿Se puede parir con una cesárea anterior?

Sí, se puede parir. Actualmente todas las sociedades lo recomiendan como opción, aunque existen muchos ginecólogos y hospitales en todo el mundo que evitan hacerlo.

106. ¿Qué dificultades puedo tener?

El riesgo más temido del antecedente de cesárea es la rotura uterina. Al tener el útero una cicatriz, las contracciones pueden provocar, en casos extremos, que se rompa. Es una emergencia obstétrica en la que corre riesgo la vida de la madre y el bebé. No obstante, se considera que, pese al aumento de riesgo, sigue siendo un riesgo muy pequeño como para realizar cesárea directamente.

Otras complicaciones que puede haber es más dificultades para el parto. Las mujeres con cesárea anterior pueden dilatar y progresar peor el parto, y un porcentaje importante vuelve a necesitar otra cesárea.

107. ¿Se puede parir con dos cesáreas anteriores?

Clásicamente se considera que dos cesáreas aumenta demasiado el riesgo de rotura uterina como para intentar el parto. En sitios seleccionados se está ofreciendo, bajo ciertas condiciones, la posibilidad de parto vaginal a estas mujeres. Pero repetimos, en la inmensa mayoría de hospitales, es indicación de cesárea electiva.

INSTRUMENTACIÓN

108. ¿Qué es un parto instrumentado?

Un parto instrumentado es aquél que requiere la ayuda de algún instrumento para que el bebé nazca vía vaginal. Tienen más riesgos de complicaciones que un parto normal, aunque depende del instrumento usado.

109. ¿Qué instrumentos se pueden usar?

Clásicamente existen dos instrumentos, aunque en algunos sitios se emplea alguno más.

El fórceps son dos tenazas metálicas que se articulan en la cabeza del bebé. Este instrumento, del que existen varios modelos, lleva siendo usado desde hace siglos. Las complicaciones más importantes son el suelo pélvico de la mujer, pudiendo lesionar esfínteres y dando problemas en el futuro de incontinencia.

La ventosa es una cazoleta que se aplica en la cabeza del bebé, fijándose mediante vacío, de la que se puede traccionar. Es un invento con siglo de vida y con un uso comparable al del fórceps. Las complicaciones que puede haber son en este caso en el niño, como hematomas o hemorragias.

110. **¿Por qué no se hace en su lugar una cesárea?**

Los instrumentos sólo se pueden usar cuando la cabeza está suficientemente metida en la pelvis. En esta situación, la cesárea puede ser muy complicada. Se considera que los riesgos que se corre con la instrumentación vía vaginal son mucho menores que los que se corren realizando la cesárea.

111. **¿Puedo negarme a que se instrumente?**

Técnicamente, es necesario el consentimiento de la madre para instrumentar el parto. No obstante, recordamos que la cesárea en este punto puede ser muy difícil y que, por el bien de la madre y el bebé, se siga optando por la instrumentación.

INDUCCIÓN DE PARTO

112.   ¿Por qué hay que inducir un parto?

Hay distintas razones por las que se puede decidir inducir un parto. Cuando el bebé no está ganando peso, cuando el embarazo se está pasando de fechas y no se pone de parto, cuando se ha roto la bolsa, etc. Cada hospital tiene un protocolo con las principales indicaciones y el momento de hacerlas.

113.   ¿Con qué se induce?

Por lo general la inducción es con una sustancia llamada prostaglandinas. Dicha sustancia es similar a la que produce el cuello del útero cuando empieza la dilatación. Se aplica vía vaginal en comprimidos o bien impregnando una cintilla similar a un tampón.

Existen otras formas de inducción más antiguas, pero ya no se suelen utilizar.

114.   ¿Los partos inducidos van peor?

Estadísticamente, sí. Los partos inducidos cuesta más que arranquen y que avancen, y la tasa de cesáreas y partos instrumentados es mayor.

MANIOBRA DE KRISTELLER

115.   ¿Qué es la maniobra de Kristeller?

Es una maniobra que consiste en presionar el fondo del útero para conseguir que el bebé descienda por el canal de parto. No debe confundirse con lo que conoce como "hacer un fondo", en el que sólo se aplica una ligera presión para conseguir que la cabeza que casi está fuera salga del todo.

116. ¿Está recomendada?

Es una maniobra que no está recomendada por las principales sociedades científicas y que muchos grupos denuncian su realización. Ello se debe al riesgo que existe de rotura uterina con esta técnica.

117. ¿Se sigue haciendo?

Sí, en algunos hospitales se sigue haciendo. La razón es que, pese a los riesgos, puede ayudar a que descienda la cabeza y facilitar el parto.

EPISIOTOMÍA

118. ¿Qué es la episiotomía?

La episiotomía es una técnica en la que se realiza un corte en un lateral de la vulva, incluyendo vagina y periné, con el objetivo de ampliar el canal de parto y evitar un desgarro más importante. Es, por llamarlo de alguna forma, un mal menor para evitar un mal mayor. Al realizar un desgarro controlado en un lateral, evitamos que ocurra un desgarro mayor incontrolado que pudiera alcanzar el esfínter anal y causar problemas.

119. ¿Cuándo se hace?

El momento de la episiotomía es el fase final del expulsivo, cuando la cabeza ha pasado el canal óseo y está presionando ya el periné. Es entonces cuando se puede valorar si la parte final del trayecto, conocida como canal blando, es suficientemente amplia para que pase la cabeza del bebé. En caso negativo, se realiza la episiotomía.

120. ¿Por qué hay tanta polémica?

Como decimos, la episiotomía, pese a tener como fin el evitar daños mayores, es un daño que el médico provoca de forma deliberada. Hay corrientes que piensan que es un daño desproporcionado, muchas veces más importante que los desgarros que pretende evitar. En casos extremos se la tilda incluso de "mutilación"

La evidencia actual desaprueba el uso de la episiotomía de forma sistemática y rutinaria, es decir, aplicarla en todos los partos. Sí está aprobada en los casos individualizados.

DESGARROS VAGINALES

121. ¿Siembre hay desgarros?

En muchos casos, es inevitable que el paso del bebé a través del canal del parto provoque desgarros que afecten a la vagina, el músculo o la piel. Incluso en mujeres con varios partos pueden tener este tipo de desgarros. Lo que varía es la cantidad y severidad de los mismos.

122. ¿Cuál es el mayor peligro?

El mayor peligro de todos es que el desgarro alcance al esfínter anal y lo rompa. Pese a que se repare con posterioridad, estas mujeres tienen más posibilidades de tener problemas en el futuro de incontinencia anal.

123. ¿Cómo se reparan?

La forma de reparar los desgarros es mediante la sutura con puntos. Se suele usar un tipo de hilo que el cuerpo acaba por reabsorber en aproximadamente una semana.

124. ¿Qué cuidado hay que tener con los puntos?

Los puntos son como una herida más, y requiere cuidados similares. Esto implica mantener la zona limpia y seca. Se pueden usar productos cicatrizantes si se desea. En el plazo de los días siguientes, los puntos se irán reabsorbiendo y cayendo, para terminar por cicatrizar por completo.

PODÁLICA

125. ¿Qué es una presentación podálica?

La presentación podálica es aquella en la que el bebé está con la cabeza arriba y los pies o las nalgas abajo. Ocurre en aproximadamente un 4% de los partos.

126. ¿Se puede hacer partos en podálica?

En algunos casos que reúnan ciertas condiciones, sí, se pueden hacer. Son partos de mayor riesgo que los partos normales.

En aquellas presentaciones podálicas que no reúnan las condiciones, se opta por la cesárea electiva.

127. ¿Se puede corregir la posición?

Existen muchos remedios caseros para intentar dar la vuelta al bebé, aunque ninguno está científicamente probado. Sí que existe una técnica para corregir la posición del bebé, la versión cefálica externa.

128. ¿Qué es la versión cefálica externa?

Es una técnica en la que, mediante la palpación en la barriga de la madre, se presiona la nalga y la cabeza del bebé, con lo que se consigue voltearlo. Es una técnica rápida, que sólo requiere sedación, y puede funcionar en más de la mitad de los casos.

129. ¿Tiene riesgos la versión cefálica externa?

Como cualquier técnica, tiene sus riesgos. El principal es el de rotura de bolsa, razón por la que se realiza cuando el bebé ya está a término, por si fuera necesario inducir el parto. Otra complicación mucho menos frecuente es la hemorragia, que dependiendo de su gravedad, podría requerir desde simple observación a necesitar una cesárea urgente.

GEMELOS

130. ¿Por qué es un parto de riesgo?

Un embarazo múltiple puede tener varios de los elementos de riesgo que hemos ido comentando a lo largo de esta guía. La dilatación puede ser más difícil, el doble de bebés significa el doble de posibilidades de que uno de los bebés tenga problemas, el sangrado es mayor, etc. Por tanto, los embarazos gemelares es recomendable que los atienda un ginecólogo.

131. ¿Qué problemas puede haber?

Uno de los principales problemas es la necesidad de cesárea, que no desaparece hasta que haya terminado el parto. Otro problema es el sangrado postparto, que puede ser muy abundante. Por último, problemas menos frecuentes pero que siguen estando como son la rotura uterina, la procidencia de mano, el prolapso de cordón, etc.

132.   ¿Qué momento es el más delicado?

Sin duda alguna, el momento en el que ha salido el primer gemelo. En ese momento hay que valorar la posición del segundo, para asegurarnos de que la parte que nos presenta es la cabeza. Debido a todo el movimiento, es posible que el bebé se haya girado, presente una mano o se haya colado el cordón. Una vez hemos asegurado la cabeza, se reduce mucho el riesgo.

SANGRADO

133.   ¿En el parto se sangra?

Sí, se sangra, y bastante. Se considera que en un parto normal se puede sangrar hasta medio litro, y en el caso de una cesárea, hasta un litro.

134.   ¿Puede ser un problema importante?

En los países en desarrollo, que tienen menos recursos, la hemorragia en el parto es la principal causa por la que mueren las madres. Es un problema muy serio, que por suerte en los países desarrollados conseguimos minimizar mediante un actitud vigilante y la posibilidad de tratamiento.

135.   ¿Cómo se cura?

Por lo general, se suele curar mediante el masaje uterino y el uso de medicamentos. En caso de que esto no sea suficiente, se puede recurrir a ciertos dispositivos, distintas técnicas quirúrgicas, y en el último extremo, a la extirpación del útero.

POSICIÓN DE LA CABEZA DEL BEBÉ

136. ¿Cómo se sabe la colocación de la cabeza?

Los huesos del cráneo se articulan en ciertos puntos, produciendo las llamadas fontanelas. Existe una fontanela mayor, justo encima de la frente, y una fontanela menor, en la coronilla. Estos dos puntos se marcan de forma muy característica en el bebé.

Durante el tacto vaginal, al tocar la cabeza fetal, se pueden palpar estos puntos para hacernos una idea de cómo está puesta la cabeza del bebé.

137. ¿Cómo debe estar colocada?

Por lo general, el bebé debe estar metiendo la cabeza flexionada y mirando hacia abajo. Esta posición se nota cuando se palpa la fontanela menor en la parte superior y la fontanela mayor en la parte inferior.

138. ¿Cómo puede estar mal colocada?

La cabeza puede estar mal colocada de muchas maneras. En lugar de mirar hacia abajo, puede estar mirando hacia los lados o incluso mirar hacia arriba. En lugar de estar flexionada la cabeza, puede estar deflexionada, presentando la frente o incluso la cara. Por último, puede estar metiendo un lado de la cabeza más que otro, lo que se conoce como asinclitismo.

139. ¿Cómo se puede corregir?

Hay casos en los que la propia contracción y el descenso de la cabeza van corrigiendo el problema. En otros, la presión de los dedos del ginecólogo puede provocar los giros necesarios. Por último, podemos utilizar alguno de los instrumentos para corregir la posición, principalmente el fórceps.

Existen casos en los que no se puede corregir, como por ejemplo la presentación de cara. Se considera que el bebé no puede atravesar con esa posición el canal del parto y por tanto se indica cesárea.

ALGUNOS PROBLEMAS CONCRETOS

140. ¿Qué es una procidencia de mano?

La procidencia de mano es un problema de presentación, en la que la primera parte del bebé que se mete en la pelvis es la mano. Se intenta rechazar, pero en caso de que no se pueda dejar atrás, se considera que el bebé no puede nacer de esa forma y se indica cesárea.

141. ¿Qué es un prolapso de cordón?

En estos casos, es el cordón el que se cuela por delante de la cabeza en el canal del parto. Es una urgencia obstétrica, ya que es muy probable que la cabeza acabe comprimiendo el cordón e interrumpiendo el flujo de sangre al bebé.

142. ¿Qué es una bradicardia?

Una bradicardia es cuando el ritmo cardiaco del bebé baja de golpe y no se recupera. Hay varias razones para ello, como por ejemplo el prolapso de cordón, y es una situación que hay que solucionar cuanto antes. Existen ciertas medidas que nos pueden ayudar a corregir la bradicardia pero, si no son efectivas, requerirá una cesárea de forma urgente.

143. ¿Qué es un desprendimiento de placenta?

Es otra urgencia obstétrica en la que la placenta se desprende de la pared del útero antes de que el bebé haya nacido. Como la placenta es el órgano que intercambia sangre entre madre y bebé, su desprendimiento significa que no le llega más sangre. En estos casos se requiere de una cesárea urgente.

144. ¿Qué es una distocia de hombros?

La parte más difícil de atravesar el canal del parto es la cabeza. No obstante, existen casos (generalmente en bebés muy grandes o con madres diabéticas) en los que la cabeza consigue salir pero el bebé se atasca en el canal del parto debido a los hombros. El problema es que el bebé sigue alimentándose por el cordón, que se encuentra comprimido en el canal del parto, por lo que hay que sacarlo de ahí cuanto antes. Existen ciertas maniobras para facilitar el paso de los hombros. En los casos más graves, puede ser necesario sacarlo a costa de fracturarle la clavícula, lo que puede dar problemas en los nervios del brazo.

HIPERTENSIÓN Y PREECLAMPSIA

145. ¿Cuál es el riesgo de tener la tensión elevada?

Las enfermedades hipertensivas de la gestación tienen la tensión arterial mucho más elevada de lo normal. En casos extremos, la tensión puede ser tan alta que afecte a los distintos órganos del cuerpo, poniendo en riesgo la vida de la madre y del bebé.

146. ¿Cómo se controla?

El tratamiento se basa en el control de la tensión y en la administración de fármacos hipotensores. En caso de que no se lograra la controlar la gestación, puede ser necesario finalizar el parto de forma inmediata.

147. ¿Qué es la eclampsia?

La eclampsia es la etapa final de la preeclampsia, y se caracteriza por la aparición de convulsiones, que puede acabar en coma y muerte de la madre, así como del bebé. Es un situación muy temida por los ginecólogos y la razón de que se finalice de forma prematura el embarazo o parto cuando la preeclampsia no se controla.

148. ¿Cómo se controla?

Existen varios medicamentos para intentar evitar la preeclampsia y la posterior eclampsia, pero ninguno de ellos la cura. La solución definitiva es la finalización de la gestación.

DIABETES

149. ¿Cuál es el riesgo de la diabetes en el parto?

Los diabéticos tienen un peor control de los niveles glucémicos, con hiperglucemias e hipoglucemias. El riesgo principal durante el parto es que se produzcan hipoglucemias que pongan en riesgo la vida de la madre y/o el bebé.

150. ¿Cómo se controla?

De forma similar a las enfermedades hipertensivas, requiere el control y monitorización de los niveles de glucemia, y puede precisar el uso de insulina y glucosa para regularlo.

www.ingramcontent.com/pod-product-compliance
Lightning Source LLC
Chambersburg PA
CBHW021044180526
45163CB00005B/2276